Concur. à la Cour — AF321113

# *LA FEMME*

## DE LA MENSTRUATION

# DE LA GROSSESSE

### ET DE SES PRINCIPAUX ACCIDENTS

PAR

Le Docteur HUGUES CLERY

Grand officier, Commandeur et Officier de divers Ordres,
Membre de plusieurs Académies et Sociétés savantes.

PARIS

IMPRIMERIE CHARLES UNSINGER

83, RUE DU BAC

1878

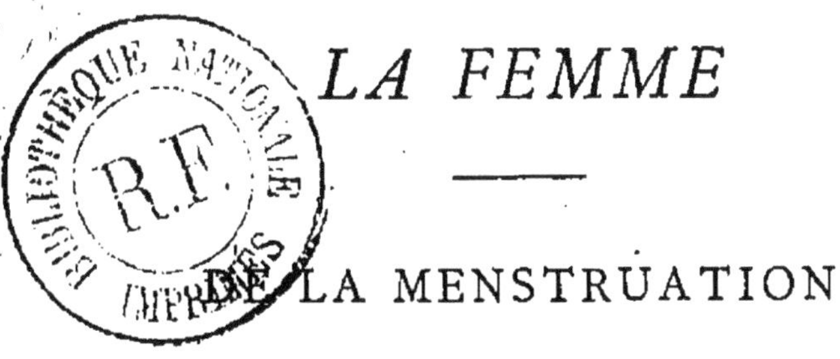

# LA FEMME

---

## DE LA MENSTRUATION

# DE LA GROSSESSE

### ET DE SES PRINCIPAUX ACCIDENTS

PAR

### Le Docteur HUGUES CLÉRY,

Grand officier, Commandeur et Officier de divers Ordres,
Membre de plusieurs Académies et Sociétés savantes.

---

## PARIS

### IMPRIMERIE CHARLES UNSINGER

83, RUE DU BAC

---

1878

BIBLIOTHÈQUE NATIONALE R.F. DES IMPRIMÉS

# DE LA MENSTRUATION

# DE LA GROSSESSE

## ET DE SES PRINCIPAUX ACCIDENTS

En 1790, un de ces hasards heureux, dont les hommes de génie savent seuls tirer parti, conduisit Galvani à la découverte d'un principe général dont les applications ont été immenses pour la philosophie naturelle et ont révolutionné le monde. Et peut-être ces applications ne sont-elles encore qu'à l'état embryonnaire ! Chacun connaît l'expérience de la grenouille, et pas n'est besoin de la rappeler ici. Après Galvani parut Volta, dont les travaux ont eu une si grande influence sur les progrès de l'électricité.

***

Personne n'ignore les propriétés dont sont doués certains poissons, tels que la torpille et le gymnote. On sait que pour se défendre ou pour attaquer, ces animaux possèdent une force terrible, qui leur permet de terrasser soudainement leur adversaire. Cette force n'est autre que du fluide électrique dont la nature a été reconnue être identique à celui que donne une bouteille de Leyde,

Il se produit aussi de l'électricité dans le corps de tous les autres animaux. La plupart de ceux qui sont recouverts de poils, le chat, le cheval, le lièvre, le lapin, etc., donnent par le frottement des signes très-marqués d'électricité. L'homme, lui aussi, n'en est point exempt. C'est, en effet, un phénomène actuellement bien connu que certaines personnes, changeant de linge dans l'obscurité, aperçoivent sur leurs corps et sur leurs cheveux des étincelles accompagnées d'une sensation de piqûre et de crépitation. Ce sont là des cas d'une sorte de pléthore électrique. Quoique rares, ils n'en démontrent pas moins jusqu'à l'évidence qu'il se produit dans notre organisme des courants électriques facilement perceptibles.

*<sub></sub>*
*

Quel est dans le corps humain le système qui préside ou qui donne naissance à l'électricité ? La plupart des physiologistes, frappés de ce fait, à savoir que les courants électriques se comportent absolument comme le fluide nerveux, ont conclu qu'il y avait identité complète entre leurs principes. Loin de nous la pensée de vouloir résoudre ce problème, qui risque fort de rester insoluble longtemps encore; aussi nous bornerons-nous à dire qu'il paraît exister entre le courant électrique et cette force inconnue, appelée *fluide nerveux, fluide vital,* une très-grande analogie. Si jamais on parvient à démontrer qu'ils ne sont point entièrement identiques, jamais, croyons-nous, on ne pourra prouver expérimentalement qu'ils ne sont pas de même nature.

L'on a certainement eu tort d'avancer que le corps humain est une véritable bouteille de Leyde; mais on voit, d'après ce que nous venons de dire, qu'il existe en nous un fluide particulier ne différant probablement que de bien peu du fluide électrique. Ce fluide se transmet des centres nerveux à nos organes, y entretient la vie et nous assimile en quelque sorte à une pile animale. Lorsque ce principe se trouve dans le corps en quantité convenable et que sa répartition se fait normalement dans chaque tissu, il y apporte le calme, le bien-être, la force, en un mot, la santé dans toute son expression. Quand, au contraire, il prédomine dans un organe aux dépens d'un autre, surgissent dans l'économie des désordres plus ou moins graves, mais qui toujours donnent naissance à des états pathologiques. Lorsqu'enfin ce principe n'existe plus en quantité suffisante, la vitalité s'éteint au fur et à mesure que son excitant diminue.

Ainsi, il est de toute évidence que le corps est, en quelque sorte, un vaste appareil électrique; mais peut-être ne nous sera-t-il jamais donné de connaître parfaitement le mécanisme de cet incomparable chef-d'œuvre.

Quoi qu'il en soit, — et c'est là la conclusion de tout ce qu'on vient de lire, — il est certain que l'équilibre déterminé par les courants électriques constitue la santé, et que le dérangement de cet équilibre entraîne forcément la maladie.

Voyons maintenant les applications que l'on déduira de ces données, relativement au sujet qui nous occupe, soit, chez la femme, aux organes de la conception.

****

L'organe qui, chez la femme, a sur tous les autres une prédominance marquée, c'est celui qui, dans la reproduction de l'espèce humaine joue le rôle le plus important, l'utérus.

Durant les douze ou quinze premières années de la vie, l'activité de l'utérus reste, pour ainsi dire, à l'état latent ; il sommeille comme tous les organes qui sont en quelque sorte sous la dépendance du système nerveux. Enfin arrive l'âge de la puberté, et la menstruation s'établit. La menstruation est pour la femme, et pendant une grande partie de la vie, le baromètre de la santé. Cette importante fonction se répète à des époques régulières, dont la distance et la durée ne peuvent varier sans faire surgir aussitôt des troubles très-sérieux.

Une fois établie, la menstruation se reproduit régulièrement et ne s'interrompt plus jusqu'à l'âge de quarante-cinq ou cinquante ans, excepté durant la grossesse et la lactation.

De tout temps on a fait jouer à l'électricité un rôle important dans la production de ce phénomène, et plusieurs grands physiologistes ont admis que l'intervention de cet agent était nécessaire pour obtenir un écoulement régulier des règles. Cette influence nous semble ne pouvoir être contestée. Voyons ce qui se passe chez une jeune fille quand elle franchit cette barrière qui sépare l'enfance de la puberté. Voici la description qu'en donne un médecin célèbre :

« Lorsque la jeune fille entre dans l'âge de la puberté, elle éprouve une véritable commotion électrique; ses yeux acquièrent de l'éclat et de l'expression; ils brillent du feu de l'amour; ses mouvements sont plus rapides et plus prononcés. Elle devient inquiète, agitée; toutes les parties de son corps s'arrondissent gracieusement, prennent de la chaleur, du coloris, de la consistance; au milieu de ces changements, elle ressent une sorte de force expansive dans l'organe central de la conception, des douleurs aux lombes, des engourdissements dans les cuisses, de la pesanteur ou de la tension à l'hypogastre. Ses goûts et ses plaisirs changent ; son cœur est agité ; le besoin d'aimer se fait sentir. »

Cette révolution remarquable dans le physique et le moral de la femme précède d'assez près l'apparition des règles, qui dès lors, ne doivent, à l'état normal, cesser qu'à l'époque de la ménopause, époque qui se produit, en moyenne, à l'âge de cinquante ans.

La durée des règles est très-variable ; chez certaines femmes elle n'est, tous les 28 à 30 jours, que de 12 à 18 heures, tandis que chez d'autres elles ne cessent qu'au bout d'une semaine.

Le retour périodique de la menstruation est toujours précédé de l'apparition de certains phénomènes nerveux. La sensibilité de la femme devient plus délicate, plus vive, et, pendant toute la durée de l'évacuation sanguine, sa physionomie est plus animée, son langage a quelque chose de plus brillant; ses penchants sont parfois bizarres et capricieux.

Ne sont-ce point là des phénomènes pouvant se rattacher aux courants électriques que, dans la première partie de ce travail nous avons démontré exister dans l'organisme humain? N'est-on pas obligé, en présence de pareils faits, de faire intervenir l'électricité dans l'évolution menstruelle ?

Les règles peuvent ne pas être suffisamment abondantes ou, au contraire, l'être beaucoup trop et constituer même, parfois, de véritables hémorrhagies. Dans le premier cas, on dit qu'il y a *aménorrhée* ou *dysménorrhée*.

On entend, disons-nous, par aménorrhée, le défaut de menstruation; elle est complète quand les règles manquent tout à fait; incomplète lorsqu'elles ne coulent qu'en très-petite quantité.

La dysménorrhée consiste en un écoulement difficile des règles, en un mot, en une menstruation pénible.

Nous ne pouvons nous arrêter ici aux causes multiples de l'aménorrhée et de la dysménorrhée ; nous voulons simplement dire que lorsque ces maladies sont dues à un défaut d'innervation, et c'est ce qui arrive dans la grande majorité des cas, les applications électriques en triomphent rapidement.

Quand les règles dépassent, par leur abondance, les limites ordinaires, qu'il y a en quelque sorte *hémorrhagie,* celle-ci est due presque toujours à l'atonie de la matrice. Pour faire cesser cette atonie, et partant arrêter l'écoulement exagéré du sang, il suffit d'avoir recours à l'électricité.

***

On voit, d'après ce que nous venons de dire, combien est heureuse l'action qu'exercent les courants électriques sur cet organe qui, chez la femme, tient pour ainsi dire tous les autres sous sa dépendance. A l'appui de nos assertions, nous pourrions citer des faits extrêmement nombreux, mais cela nous conduirait trop loin. Du reste, notre opinion est celle également des médecins électriciens les plus renommés de notre époque, Duchenne (de Boulogne), Becquerel, Remak, Hiffelsheim, Tripier, etc.

***

Avant de montrer les effets bienfaisants de l'électricité sur les organes de la conception, pendant la grossesse, nous avons quelques mots à dire d'une affection qui se présente fréquemment à l'observation du praticien et qui se rattache au sujet qui nous occupe, nous voulons parler de l'*utéralgie*.

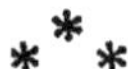

L'utéralgie *(douleurs de matrice, coliques utérines)*, est une maladie qui fait le tourment des femmes qui en sont atteintes. Les douleurs s'irradient dans les aines, les reins et dans tout le bassin ; elles s'accompagnent de spasmes, d'étouffements, de palpitations, de gastralgies, de dérangements menstruels et, en cas de grossesse, elles rendent celles-ci extrêmement pénibles. Les malades sont agacées, irritables et d'une excessive impressionnabilité. Enfin, l'utéralgie est une des causes principales de l'hystérie.

Longtemps on s'est borné à employer contre cet état morbide des bains de toute sorte, des frictions narcotiques, des injections calmantes, des vésicatoires, et tout cela le plus souvent sans succès ; aujourd'hui, les médecins instruits donnent la préférence à l'électricité, dont les applications produisent parfois au bout de quelques instants une amélioration notable et ne tardent pas à amener la guérison complète de cette douloureuse affection.

*<sup>*</sup>*

Quoique constituant pour la femme un état en quelque sorte normal, la grossesse n'en est pas moins cause de diverses indispositions, d'accidents plus ou moins sérieux pour elle-même et pour l'enfant qu'elle porte dans son sein. Parmi ces indispositions ou ces accidents, les uns sont dus à l'action mécanique de la matrice sur les parties voisines, les autres se rattachent à l'action sympathique de l'utérus gravide sur le système nerveux. Nous ne dirons rien des premiers, qui ne peuvent cesser entièrement que lorsque la cause qui les produit n'existe plus.

Les accidents *sympathiques* sont tout autres; ils se montrent souvent dès le début de la grossesse et peuvent persister sans répit jusqu'au terme de la gestation. Multiples, plus ou moins douloureux et plus ou moins graves, ils ont toujours une influence fâcheuse sur l'état général de la femme en état de grossesse.

***

Nous allons indiquer brièvement les principaux accidents sympathiques :

La femme enceinte éprouve tantôt une simple diminution de l'appétit, tantôt un véritable dégoût de tout aliment; parfois même son appétit est dépravé, et elle va jusqu'à vouloir manger les substances les plus malsaines et qui, en état de santé, lui auraient inspiré la plus invincible aversion. Elle a, en outre, des nausées et des vomissements. Ceux-ci sont plus ou moins fréquents, plus ou moins opiniâtres; ils peuvent cesser après le troisième ou le quatrième mois de la grossesse, mais souvent ils persistent jusqu'au moment de l'accouchement.

Les vomissements dont nous parlons offrent, du reste, beaucoup de bizarrerie, et il n'est pas rare de les voir constituer une véritable cause d'inanition, à laquelle il faut même parfois sacrifier la grossesse.

A ces accidents, il faut encore joindre des pesanteurs et des maux de tête, des étourdissements, des vertiges, de l'insomnie, ou, au contraire, de la disposition au sommeil. Enfin, il est des femmes qui, durant tout le cours de leur grossesse, ont une toux sèche, fréquente, et des plus pénibles. D'autres enfin éprouvent des coliques très-douloureuses, des crampes d'estomac très-fatigantes.

On comprend combien ces accidents sont sérieux, non-seulement pour la mère, mais aussi pour le fœtus, et combien il importe de les faire cesser quand ils se sont déjà montrés et qu'on n'a pas eu le soin de les prévenir, ce qui vaut mieux encore.

La nature de ces accidents est essentiellement nerveuse; tout le prouve, tout le démontre. Chez la femme en état de gestation, l'organisme entier est perturbé. L'utérus, cet organe si sensible, si délicat, quoique admirablement approprié aux fonctions qu'il est appelé à remplir, n'en reçoit pas moins, au moment de la conception, une impression des plus vives. En effet, pour accomplir les fonctions dont nous parlons, la matrice est obligée de se distendre peu à peu, et finit par acquérir des dimensions qui sont, dans quelques cas, des plus considérables, et cela se comprend quand on songe au poids qu'ont certains enfants au moment de leur naissance.

De là, distension anormale du réseau nerveux qui entoure l'utérus et, comme conséquence, troubles de l'innervation et apparition de tous les accidents que nous avons décrits plus haut.

Que faire en présence de cet état, en quelque sorte morbide ?

C'est là le point que nous allons étudier.

****

En se reportant à ce que nous avons dit au début de ce travail sur l'identité du fluide nerveux et du fluide électrique, on comprendra que pour régulariser les fonctions utérines pendant la grossesse, il doit suffire de rétablir en son état normal le courant *nervoso-électrique*. C'est ce résultat qui est atteint par le *cordon-ceinture magnético-obstétrical*, dont l'emploi a déjà donné, entre les mains des princes de la science médicale, de si heureux résultats.

Le *cordon-ceinture*, en contact avec l'épiderme, dégage, en raison des agents chimiques qu'il renferme, un courant électrique qui stimule l'organe utérin et régularise le courant nerveux qui s'y porte et qui le parcourt dans tous les sens. La matrice se trouve, dès lors, en un état en quelque sorte normal, pendant toute la durée de la gestation. La grossesse arrive à son terme sans perturbation et, à moins de déformation du côté du bassin ou d'accidents qui ne peuvent être prévus, l'accouchement se fait tout naturellement, même pour une primipare.

Ce n'est pas seulement la mère qui profite des heureux effets de notre *cordon-ceinture*, mais c'est aussi l'enfant, qui arrive à terme sans encombre et parfaitement développé.

Les applications de notre appareil, véritable régulateur des fonctions utérines, font promptement sentir leurs bienfaisants effets. Sous leur influence, les femmes, même alors qu'elles sont déjà très-souffrantes, éprouvent bien vite un véritable soulagement, un remarquable sentiment de bien-être.

En résumé, notre méthode, déjà sanctionnée par une longue expérimentation, aboutit aux résultats suivants, sur lesquels j'appelle

toute la bienveillante attention de mes lec-
trices :

Grossesse régulière et sans fatigue, partu-
rition facile, prompt rétablissement de la
mère, santé et vigueur de l'enfant.

***

## AVIS IMPORTANT

*La découverte des propriétés que possède le
CORDON-CEINTURE est le résultat de recherches
et d'une expérimentation fort longue de l'Auteur.
Cette découverte a déjà été mise à profit par d'au-
dacieux contrefacteurs. Il est important que le
public soit prévenu, afin qu'il ne soit point vic-
time de cette fraude.*

Paris. — Typ. Ch. Unsinger, 83, r. du Bac.

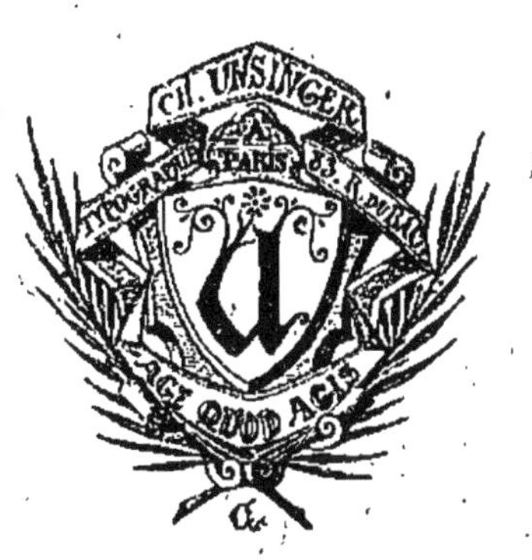
CH. UNSINGER
TYPOGRAPHIE PARIS 85 R. DUTOT
AGE QUOD AGIS

www.ingramcontent.com/pod-product-compliance
Ingram Content Group UK Ltd.
Pitfield, Milton Keynes, MK11 3LW, UK
UKHW021716090726
13657UKWH00005B/2284